Verlag von Alfred Töpelmann (vormals J. Ricker) in Gießen

Ankündigung eines neuen periodischen Unternehmens

Zur historischen Biologie der Krankheitserreger

Materialien, Studien und Abhandlungen

gemeinsam mit

V. FOSSEL, Graz, T. v. GYÖRY, Budapest, W. HIS, Berlin

herausgegeben von

KARL SUDHOFF und GEORG STICKER
Leipzig Bonn

1. Heft M. —.40

Karl Sudhoff

Historik und Seuchenforschung

Georg Sticker

Parasitologie und Loimologie

2. Heft M. 1.40

Georg Sticker

Die Bedeutung der Geschichte der Epidemien für die heutige Epidemiologie

In einer Serie zwangloser Einzeldarlegungen, zwanglos bis zu gewissem Grade in ihrem Forschungsgebiete, zwanglos in ihrer Ausarbeitung, zwanglos in der Auswahl und der Aneinanderreihung der Veröffentlichungen, zwanglos endlich im Zeitpunkte ihres Erscheinens, soll Aufklärung geschaffen werden über die bei früheren Epidemien beobachteten epidemiologischen und klinischen Erscheinungen unter Benutzung sämtlicher historischen, bakteriologischen, klinischen, statistischen wie aller allgemein epidemiologischen Methoden von heute und Herleitung der hieraus zu gewinnenden Ergebnisse für die heutige Erfassung und Bekämpfung der Infektionskrankheiten.

Mag die eine Arbeit allgemeinen prinzipiellen Darlegungen gewidmet sein, so wird die andere mehr historisch-klinischer, eine dritte mehr historisch-ätiologischer Art sein können, eine vierte ein einzelnes wichtiges historisches Dokument oder deren mehrere zur Seuchengeschichte prüfen und in ihrem symptomatologischen oder pathogenetischen oder prophylaktischen oder sanitätspolizeilichen Werte klarstellen: allen gemeinsam sein sollte absolute Zuverlässigkeit des historischen Materials, Beiseitelassen alles entbehrlichen historischen und statistischen Ballastes, knappe Form der Darstellung.

Zur

historischen Biologie der Krankheitserreger

Materialien, Studien und Abhandlungen

gemeinsam mit

V. FOSSEL, Graz, T. v. GYÖRY, Budapest, W. HIS, Berlin

herausgegeben von

KARL SUDHOFF und GEORG STICKER
Leipzig Bonn

---

1. Heft

Karl Sudhoff

Historik und Seuchenforschung

Georg Sticker

Parasitologie und Loimologie

Gießen 1910
Verlag von Alfred Töpelmann (vormals J. Ricker)

Druck von C. G. Röder G. m. b. H., Leipzig.

Historik und Seuchenforschung.

Ein Geleitswort.

Gewiß ist der Entwicklungsgang, den die bakteriologische Aufhellung der Krankheitsätiologie in den letzten Jahrzehnten genommen, bewundernswert. Ebenso bestimmt dürfen wir auf diesem Forschungswege noch weitere Klärung in reichem Maße erhoffen, zumal wenn sich dieses junge wissenschaftliche Geistesgewebe vor früher Verknöcherung bewahrt, deren Spuren, wo sie blitzartig im Strome der wissenschaftlichen Diskussion zutage treten, eben durch dieses vorübergehende Manifestwerden wohl schon den Anstoß zu ihrer organischen Eliminierung in rein physiologischem Vorgange geben werden. Der fortschrittlich gesinnte historische Wächter am Strome der Zeit begleitet die bakteriologische Arbeit unserer Pioniere der ätiologischen Aufklärung mit beifälligen Gedanken und Wünschen und begrüßt jeden weiteren Schritt vorwärts mit hellem Frohlocken. Auch wenn zeitweise die bakteriologischen Forschungswege gar zu fern der Klinik verlaufen, fühlt er keine allzu beklemmende Sorge. Sagt er sich doch, die Wege führen ja im Zwang und Drang der Wahrheits- und Wirklichkeitsergründung unfehlbar wieder zusammen!

Etwas bedenklicher stimmt den Historiker, wenn er pflichtgemäß die wissenschaftliche Arbeit des Tages überschaut — und der wahre Geschichtsforscher wird sich dieser Verpflichtung, Umschau zu halten im wissenschaftlichen Leben seiner Zeit, keinen

Tag entziehen, wie intensiv auch die Arbeit im eigenen „Laboratorium“ (= Arbeitsraum) sein mag! — das heute übliche, fast geflissentliche Außerachtlassen eines anderen innerlich verwandten und ergänzenden Forschungsgebietes. Denn ihm scheint die Epidemiologie neben der ätiologischen Erforschung der Biologie der Krankheitserreger im bakteriologischen Laboratorium, unterm Mikroskop, auf den Nährböden, im Versuchstier und im Krankenraume der Klinik am Objekt der augenblicklichen biologischen Betätigung der Mikroorganismengenerationen des Tages, an der Reihe der erkrankten Individuen und den Reaktionen ihrer Organe und Gesamtorganisationen gegen die Vernichtungstätigkeit der Keime oder dem Unterliegen gegenüber ihrer Wirksamkeit, noch aus etwas Drittem zu bestehen, aus dem peinlichen Verhör der Quellen der Vergangenheit, welche uns doch das nämliche offenbaren wie die Klinik und Bakteriologie von heute in gewissem Sinne, das Nämliche und doch auch wieder ein Drittes, Neues: die Lebensbetätigung früherer Generationen von annähernd identischen Krankheitserregern unter teilweise anderen Bedingungen, wobei auf allen Seiten gern zugegeben werden mag, daß diese früheren Bedingungen im allgemeinen als „günstiger“ für die Krankheitserreger bezeichnet werden können. Ob dies absolut zutrifft — bedarf freilich noch einer besonderen umfänglichen Untersuchung oder vieler Untersuchungsreihen ad hoc, die ja dann doch wohl historische sein müßten.

Gern wird sich jeden Tag die historische Erforschung der epidemischen Krankheiten helleuchtende Fackeln bei der Bakteriologie und Klinik des Tages holen. Aber hat nicht auch die Historik Momente von einiger Leuchtkraft, deren völliges Beiseitelassen sich auch für die Praxis der Bakteriologie und Klinik vielleicht, für die Gesamtepidemiologie ganz bestimmt eines Tages recht bitter rächen könnte, rächen vor allem an dem Objekt der Krankheitserreger, an der „leidenden“ Menschheit, die von den Epidemien heimgesucht wird?

Hat darum nicht auch der Historiker, der dies erkannt zu haben glaubt, und der historisch orientierte Kliniker und Epidemiologe das Recht, seine Stimme zu erheben, nicht am Ende gar die Pflicht, sich vernehmlich zu machen, zur Warnung? — —

Eine Reihe von Epidemiologen, Historikern und Klinikern, denen solche Gedanken ernster Erwägung und Erörterung wert schienen, haben sich hier zusammengefunden, um ihnen zum Leben zu verhelfen in einer Serie zwangloser Einzeldarlegungen, zwanglos bis zu gewissem Grade in ihrem Forschungsgebiete, zwanglos in ihrer Ausarbeitung, zwanglos in der Auswahl und der Aneinanderreihung der Veröffentlichungen, zwanglos endlich im Zeitpunkte ihres Erscheinens.

Sollte denn der Entwicklungsgedanke, der die gesamte Biologie heute in so führender Weise beherrscht, gerade in der Epidemiologie keine Bedeutung haben? Sollten gerade diese niedrigen einzelligen Organismen, die als Krankheitserreger heute entlarvt sind, in ihrer Gesamtbiologie völlig unveränderlich in allen übersehbaren Jahrtausenden sich bewahrt, vor allem ihre „pathogenen Eigenschaften" stets genau in der gleichen Weise betätigt haben? Das wäre an sich schon eine Frage von grundlegender Bedeutung nicht nur für die Gesamtpathologie, sondern fast nicht minder für die gesamte Entwicklungslehre überhaupt!

Und auch wenn wir von dem Auftreten „neuer" Krankheiten ganz absehen, sollte es nicht schon von großem Interesse sein für die heutige Wissenschaft, mit den erheblich fortgeschrittenen Methoden der jetzigen historischen Forschung festzustellen, wann bestimmte akute oder chronische Krankheiten nachweisbar zum ersten Male aufgetreten sind, in welcher Kulturperiode, unter welchen physischen und kulturellen Bedingungen?

Sollte es sich nicht lohnen, die Schilderungen von Epidemien und einzelnen Erkrankungsfällen, die helläugige Beobachter in und außerhalb der ärztlichen Zunft vor Jahrhunderten oder Jahrtausenden entworfen haben, erneut zu prüfen und mit dem klinisch-epidemiologischen Wissen von heute zu entscheiden, ob jeder einzelne Zug wie das Gesamtbild dem gegenwärtig zu Beobachtenden noch völlig entspricht?

Sollte es sich nicht lohnen, das ungeheure Material von pathologisch-anatomischer Seite zum Reden zu bringen, das die Ausgrabungen allerorten in Skeletten und Mumien in Ägypten, in Peru und anderwärts zur Erschließung uns vorgelegt haben? Sollte sich das nicht lohnen, zumal die histologische und bakteriologische Untersuchung auch hier Ergebnisse zu bringen beginnt, die alle Erwartungen völlig in den Schatten stellen!

Sollte es sich nicht nutzbringend erweisen, auch den Wert der wechselnden Maßnahmen vergangener Ärzte- und staatlicher Organisatorengeschlechter am Maßstabe der Erfolge zu prüfen und an den Ergebnissen unseres fortgeschrittenen epidemiologischen Verständnisses erneut zu messen? Oder ist es ganz ausgeschlossen, daß die Vergangenheit in manchem auch hier Lehrmeisterin sein könnte? Dann ist aber sicherlich aus der Geschichte der Epidemien in weit größerer Klarheit, als es bisher schon erkannt wurde, die Erfahrung zu entnehmen, daß und in welcher Weise die Verderblichkeit und Gefährlichkeit der einzelnen Epidemien dem Wechsel unterworfen sind, ebenso ihre pathologische Phänomenologie in Komplikationen und Nacherkrankungen, daß also das biologische Verhalten der einzelnen Generationen der Krankheitserreger eine gewisse schwankende Betätigungsbreite besitzt, in der eventuellen Ansätzen zur Umänderung nachzuspüren vielleicht möglich wäre, vielleicht in Richtungen, die mit den heutigen epidemiologischen Anschauungen, Schlagwörtern und Moderichtungen durchaus nicht völlig identisch sind.

Und so ließe sich noch mancherlei umschauend anführen, was dem Gesamtziele veranschaulichend Ausdruck gäbe, dem Gesamtziele:

Aufklärung zu schaffen über die bei früheren Epidemien beobachteten epidemiologischen und klinischen Erscheinungen unter Benutzung sämtlicher historischen, bakteriologischen, klinischen, statistischen wie aller allgemein epidemiologischen Methoden von heute und Herleitung der hieraus zu gewinnenden Ergebnisse für die heutige Erfassung und Bekämpfung der Infektionskrankheiten.

Es würde zu weit führen, jedenfalls für den Augenblick keine besonderen Vorteile bringen, wollte man sich heute schon in die Aufstellung besonderer Einzelziele einlassen. Mit mancher Kritiklosigkeit, die in der historischen Pathologie so mitgeschleppt wird, muß im Vorbeigehen oder im Verweilen ad hoc aufgeräumt werden, aber das wird immer Nebenaufgabe bleiben müssen.

Mag die eine Arbeit allgemeinen prinzipiellen Darlegungen gewidmet sein, so wird die andere mehr historisch-klinischer, eine dritte mehr historisch-ätiologischer Art sein können, eine vierte ein einzelnes wichtiges historisches Dokument oder deren mehrere zur Seuchengeschichte prüfen und in ihrem symptomatologischen oder pathogenetischen oder prophylaktischen oder sanitätspolizeilichen Werte klarstellen: allen gemeinsam sein sollte absolute Zuverlässigkeit des historischen Materials, Beiseitelassen alles entbehrlichen historischen und statistischen Ballastes, knappe Form der Darstellung. —

Wer in dieser Weise mutig und phrasenlos mitarbeiten will, der soll uns willkommen sein!

Wir leben der Hoffnung, daß uns gar mancher Leser noch verständnisvoll in Gedanken die Hand drücken wird.

Im Namen der Redaktion

Karl Sudhoff.

Leipzig, am Geburtstage
des Giovanni Battista Morgagni (25. Februar) 1910.

Parasitologie und Loimologie.

Eine Aufstellung von
Georg Sticker.

Was die einzelnen parasitären Seuchen voneinander unterscheidet, ist zunächst ihr besonderer Erreger. Aber der Erreger selbst bestimmt nicht oder am wenigsten seine Ausbreitung von Wirt zu Wirt und damit die Seuchengefahr und den Umfang, das Zunehmen und Abnehmen der Seuche, sondern das tun bestimmte Gelegenheitsursachen, die ihn weitertragen, und die Vorbereitung und Ausdehnung des Bodens, der ihn wirtlich empfängt und nährt oder ihn abweist, vernichtet, verkümmern läßt.

Seuchenerreger und Seuche verhalten sich wie Samen und Saat. Nicht jedes Samenkorn wächst zur Saat aus. Für die Entstehung einer Saat, für ihr Auskeimen und Gedeihen sind die Anreicherung des Samens in einem empfänglichen Boden, die Verschleppung des Samens und die Aufschließung weiterer Bodenstrecken so wichtig wie der Samen selbst. Kein Halm ohne Samenkorn, aber keine Saat ohne besondere Überträger, die den Samen verbreiten, und ohne besondere Vorbereiter, die den Boden lockern und die Einsaat bewirken; bei den natürlichen Saaten Wind und Regen, Vögel und Würmer, bei den künstlichen Pflüger und Sämann.

Die experimentelle Erzeugung der übertragbaren Krankheiten, die mit den Arbeiten Küchenmeisters und Leuckarts beginnt, hat zur Genüge gelehrt, wie wichtig die richtige Wahl des Wirtes und eine bestimmte Übertragungsweise für das Haften und Gedeihen der Krankheitserreger und damit für die Hervorrufung der experimentellen Krankheit ist. Das helminthologische Experiment hat uns die wichtigen Begriffe Wirt, Zwischenwirt, Überträger, die Bedeutung bestimmter Entwickelungsstufen des Erregers und bestimmter Übertragungsweisen und Eintrittspforten für das Haften der höheren Parasiten gelehrt. Aus den Forschungen Kochs und Pasteurs über die niedersten Parasiten, die Bakterien, schien anfänglich hervorzugehen, daß diese Protisten anspruchsloser seien als die Metazoen, indem sie sogar auf toten Nährböden gedeihen und von diesen auf Tier und Mensch und wiederum von Tier zu Tier und von Mensch zu Mensch ohne besondere Umstände übertragen werden können. Aber die Einfachheit der Verhältnisse liegt nicht in der Wirklichkeit; sie lag in dem wunderbaren Scharfblick der Männer, die es verstanden haben, aus höchst verwickeltem Geschehen die einfachsten und durchsichtigsten Schulbeispiele herauszuwählen und damit die Grundlage für weitere schwierigere Verständnisse und Einsichten zu schaffen.

In ihrem natürlichen Ablauf sind die bakteriellen Seuchen kaum weniger verwickelt als die übrigen Parasiteninvasionen.

Über die Bedingungen für die Vervielfältigung parasitärer Krankheiten zu Epidemien, Epizootien, Epiphytien, also über die eigentliche Verseuchungsgefahr, gibt die künstliche Übertragung im bakteriologischen Schulexperiment wenig Aufschluß. Zwar genügt zur Verbreitung der Influenza zweifellos das Anhusten, Anniesen, Ansprechen der Gesunden durch den Kranken; zweifellos wird eine Anzahl von Typhusausbrüchen und kleinen Choleraepidemien erklärt durch die Aufnahme von Getränken und Speisen, in welche Typhuskeime oder Cholerakeime hineingelangt sind; und bei der Vervielfältigung der Geschlechtskrankheiten spielt die Einreibung und Einimpfung der ansteckenden Ausscheidungen von Person zu Person ohne Widerspruch die Hauptrolle. Aber bei den meisten Seuchen bringen die natürlichen und krankhaften Absonderungen des Wirtes den Erreger keineswegs so wirksam nach außen, daß der Gesunde sich die Krankheit durch Berühren, Einatmen, Einschlucken, Einimpfen jener Ausscheidungen notwendig oder auch nur einigermaßen sicher und häufig zuzöge.

Die großen Seuchen, die wir heute leidlich genau kennen, Pest, Gelbfieber, Malaria, entziehen sich mit ihren Gesetzen gänzlich dem bakteriologischen Schulversuch im Laboratorium. Wir kennen sie trotz des Experimentes und das Gelbfieber sogar ohne Bekanntschaft mit seinem Erreger.

Solche Erwägungen lehren uns, daß es endlich an der Zeit sei, an das Studium der Massenkrankheiten unter Menschen und Tieren und Pflanzen ohne vorgefaßte Meinungen heranzugehen; Epidemien, Epizootien, Epiphytien und ihre Beziehungen zueinander ganz voraussetzungslos und abgetrennt von der doktrinären Parasitologie zu studieren und uns bei der Schöpfung einer wahren Loimologie beständig das Folgende gegenwärtig zu halten:

Das Vorhandensein eines Krankheitserregers ist nicht gleichbedeutend mit *Seuchengefahr*. Von der Gegenwart des Parasiten in der Außenwelt oder im einzelnen Kranken bis zur endemischen und epidemischen und pandemischen Vervielfältigung der Krankheit führt nicht das einfache Rechenexempel, in wieviel Zeit kann der Erreger sich in künstlichen oder natürlichen Medien um das Soundsovielfache vermehren? Die Möglichkeit der beginnenden Epidemie erschließen wir nicht aus dem Vorhandensein des *Erregers* sondern aus der Häufung von Erkrankungen und Todesfällen, und den Schluß auf die zukünftige Epidemie dürfen wir weder aus dem Nachweis des Erregers noch aus ein paar durch ein und denselben Erreger bewirkten Krankheitsfällen machen, sondern einzig und allein aus dem Vorhandensein der Bedingungen, welche die Ausstreuung und Übertragung des Erregers ermöglichen und begünstigen, aus dem *Seuchengrunde*.

Der Nachweis des Seuchenerregers gestattet die ätiologische Diagnose des einzelnen Krankheitsfalles und aus der Summe der ätiologisch bestimmten Krankheitsfälle die Benennung der Epidemie; **aber die Diagnose der Seuchengefahr beruht auf dem Nachweis des Seuchengrundes. Der Seuchenkeim hat gegenüber dem Seuchengrunde eine rein leidende Bedeutung, keine tätige Wirkung bei seiner seuchenhaften Ausbreitung.** Die Vernichtung von Seuchenkeimen ist für das Entstehen und Vergehen von Epidemien so gleichgültig wie die Vernichtung von ein paar Samenkörnern oder Samenhaufen. Das Wort Seuchenbekämpfung im Sinne der Parasitenverfolgung ist inhaltlos, im Sinne der Krankenverfolgung sinnlos. Ein Beispiel: Die Feststellung des Malariakeimes in irgendeinem Medium oder des einzelnen Malariakranken an irgendeinem Orte bedeutet nun und nimmer die Feststellung der Malariagefahr für die gesunde Umgebung, die Möglichkeit einer Malariaepidemie und Pandemie. Die Gefahr der Malariaausbreitung ist erst da vorhanden, wo die vielfältigen Bedingungen des Malariagrundes zusammentreffen, wo mit malariaempfänglichen Menschen malariafähige Stechmücken zusammenhausen und mückenfreundliches Klima, Wasser, Wärme, Jahreszeit und vielleicht noch einige andere örtliche und zeitliche Verhältnisse, die wir noch nicht wissen, hinzutreten. Das Vorhandensein dieses Malariagrundes bedingt die Verseuchungsgefahr; nicht tut es der Malariaerreger an und für sich. Mit der Dauerhaftigkeit und Zunahme dieses Grundes wächst die Malariaseuche, mit seinem Rückgang wird sie gehemmt und muß endlich erlöschen.

Und so ist es mit allen Seuchen, die wir heute einfach als eine zufällige Anhäufung ansteckender und übertragbarer Krankheiten des Menschen betrachten und die wir mit einer Verfolgung des Erregers und der erkrankten Menschen bekämpfen, weil in unserem Geiste vor den wirklichen Gesetzen, die die Seuchengänge beherrschen, die sinnbetörende Einfachheit eines Schulexperimentes steht.

Jene Seuchengesetze haben wir zu suchen. Das Mittel, sie zu finden, liegt in der schlichten Loimographie.

Die Mittel zur Loimographie bietet uns die Seuchengeschichte; zuvörderst in dem voraussetzungslosen Wissen, das sich in Seuchennot dem Einzelnen und den Massen in Form unbewußter oder halbbewußter Erfahrungen aufdrängt, um allmählich als erkannter Besitz in Überlieferung, Sage und Schrift seinen Ausdruck, in seuchenabwehrenden Gewohnheiten und Sitten seine Nutzanwendung zu finden; sodann in den bewußten Beobachtungen aller derer, die ihre Aufmerksamkeit den Erscheinungen der Seuchen besonders zuwenden, Ärzte, Naturforscher, Reisende usw.

Zur Loimologie erhebt sich die Loimographie, indem sie die einfachen Erfahrungen sammelt, sichtet und der experimentellen Nachprüfung unterzieht. Beobachtung ohne kritisches Experiment bedeutet in der wahren Seuchenwissenschaft soviel und sowenig wie in anderen Naturwissenschaften; aber Experiment ohne Kenntnis der natürlichen Vorgänge bedeutet hier gar nichts.

Durch kleine Laboratoriumsversuche die Wirklichkeit ausmessen wollen ist in der Lehre von den Seuchenkeimen, deren Herkunft und Wirkungen und Folgen nach Jahrtausenden zählen, ein kindlicher Spaß. Die breite Grundlage der Loimologie bleiben die großen, die ungeheuren Naturexperimente, die wir Epidemien, Epizootien, Epiphytien, kurz Seuchengänge nennen, und die nichts anderes sind als die äußere Lebensgeschichte von Seuchenerregergenerationen im Wechsel der Zeit und des Ortes durch die Jahrhunderte und Jahrtausende hindurch. Von der Beschreibung dieser Vorgänge, von der historischen Biologie der Krankheitserreger, erwarten wir die Auffindung der wahren loimologischen Gesetze und damit die wahren Fingerzeige für die Vermeidung und Beseitigung der ansteckenden Volksseuchen.

Abhandlungen aus der

Seuchengeschichte und Seuchenlehre

von

Georg Sticker

I. Band: Die Pest

Erster Teil: Die Geschichte der Pest

Lexikon-Oktav. VIII und 478 Seiten, 12 Karten. 1908. 30 Mk.

Zweiter Teil: Die Pest als Seuche und als Plage

Lexikon-Oktav. VIII und 542 Seiten mit 5 Textbildern. 1910. 30 Mk.

In den zwei Teilen ist der I. Band: Die Pest abgeschlossen

Aus Besprechungen des ersten Teils:

Wer einen Scheuklappenhorizont hat, lasse ja die Finger von dem Werk! Um so größeren Genuß werden davon diejenigen haben, die nicht ihre Schule für den Nabel der Welt und das Jahr 1908 für das Jahr der Vollendung halten, sondern die über Raum und Zeit in die grenzenlose Geschichte zu blicken vermögen. Buttersack (Berlin) in den Fortschritten der Medizin.

Was die Geschichte der Epidemien die Ärzte und die verantwortlichen Behörden von heute lehren kann, ist noch niemals so klar und eindringlich und wirkungsvoll dargelegt worden wie in diesem vortrefflichen Buche, das jeder Historiker der Krankheiten gelesen haben muß und jeder Kliniker, Pathologe und Hygieniker und beamtete Arzt eifrigst studieren sollte. Sudhoff (Leipzig) in den Mitteilungen zur Geschichte der Medizin u. der Naturwissenschaften.

Mit Recht hat St. bei seinem Riesenunternehmen zunächst an die Geschichte gedacht. Sie ist das A und O auch der praktischen Arbeit nach dem bekannten Ausspruch, daß die Geschichte einer Wissenschaft die Wissenschaft selbst ist. Daß St. in beiden Gebieten, dem praktisch- wie dem historisch-medizinischen gleich berufener und bewährter Meister ist, das haben seine bisherigen klinischen und hygienischen, populären wie populärwissenschaftlichen Arbeiten bewiesen. Das beweist auch seine Universal-Pestgeschichte, von der wir wünschen, daß ihre Schwestern nicht zu lange auf sich warten lassen mögen.
Pagel (Berlin) in der Deutschen Literaturzeitung.

Druck von C. G. Röder G. m. b. H., Leipzig.

FSC
www.fsc.org
MIX
Papier | Fördert gute Waldnutzung
FSC® C083411

Kolibri 360 GmbH
Ferdinand-Jühlke-Straße 7
99095 Erfurt, Deutschland
produktsicherheit@kolibri360.de